BEI GRIN MACHT SICH IHR WISSEN BEZAHLT

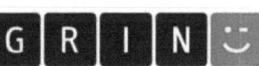

Strategisches Management. Erstellung eines Strategieberichts

Michelle Stettinski

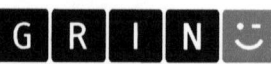

Bibliografische Information der Deutschen Nationalbibliothek:

Die Deutsche Nationalbibliothek verzeichnet diese Publikation in der Deutschen Nationalbibliografie; detaillierte bibliografische Daten sind im Internet über http://dnb.d-nb.de abrufbar.

ISBN: 9783389022139
Dieses Buch ist auch als E-Book erhältlich.

Druck und Bindung: Books on Demand GmbH, Norderstedt Germany
Gedruckt auf säurefrelem Papier aus verantwortungsvollen Quellen

Das vorliegende Werk wurde sorgfältig erarbeitet. Dennoch übernehmen Autoren und Verlag für die Richtigkeit von Angaben, Hinweisen, Links und Ratschlägen sowie eventuelle Druckfehler keine Haftung.

Das Buch bei GRIN: https://www.grin.com/document/1472078

Deutsche Hochschule für
Prävention und Gesundheitsmanagement
Hermann-Neuberger-Sportschule 3
66123 Saarbrücken

Name, Vorname	**Stettinski, Michelle**
Studiengang	**MBA Gesundheitsmanagement**
Studienmodul	**Strategisches Management 1**
Datum Präsenzphase (siehe Ergebnisdokumentation)	**09.10.2023 – 11.10.2023**
Aufgabe	**Erstellung eines Strategieberichts für eine Praxis für Ernährungsberatung in Bonn**

Inhaltsverzeichnis

1   DARSTELLUNG DER AUSGANGSSITUATION 4

1.1   Wahl des Standortes 4

1.2   Beschreibung des Unternehmenstyps 5

2   PHASE DER STRATEGISCHEN ZIELPLANUNG 5

2.1   Unternehmerische Vision / Mission / Grundwerte 5

2.2   Strategische Zielplanung 6

2.3   Branchenvergleich 7

3   PHASE DER STRATEGISCHEN ANALYSE UND PROGNOSE 8

3.1   Branchenstrukturanalyse 8

     3.1.1   Determinanten der Lieferantenmacht 8

     3.1.2   Determinanten der Bedrohung durch neue Anbieter 8

     3.1.3   Determinanten der Abnehmerstärke 9

     3.1.4   Determinanten der Substitutionsgefahr durch Ersatzprodukte 9

     3.1.5   Determinanten der Rivalität 10

3.2   SWOT-Analyse 11

     3.2.1   Unternehmensanalyse 11

     3.2.2   Umweltanalyse 11

3.3   Zielplanung 13

4   PHASE DER STRATEGIEFORMULIERUNG 13

4.1   Strategieformulierung 13

4.2   Blue Ocean-Strategie 14

5   PERSONALMANAGEMENT 14

5.1   Führungsverhalten 14

5.2   Recruiting 15

6   LITERATURVERZEICHNIS 16

7   ABBILDUNGS- UND TABELLENVERZEICHNIS **18**

7.1   Abbildungsverzeichnis 18

7.2   Tabellenverzeichnis 18

1 Darstellung der Ausgangssituation

Im Folgenden soll für eine international agierende Unternehmensgruppe ein Strategiebericht für eine Praxis für Ernährung in Bonn erstellt werden.

1.1 Wahl des Standortes

Die Geschäftsräume der Praxis für Ernährung in Bonn sollen sich am Münsterpl. 9, 53111 Bonn befinden. Die Räumlichkeiten sind gut erreichbar, erzielen eine hohe Sichtbarkeit und sind groß genug, für den Geschäftszweck.

Aus rechtlichen Gründen wurde die Abb. entfernt. (Anm. d. Red.)

Abbildung 1: Karte des Standortes der Ernährungsberatung und der Konkurrenz im Maßstab 1:10.000

Ein vorgelagertes kleines Café dient der Generierung von Aufmerksamkeit durch Laufkundschaft und ermöglicht einen einfacheren Erstkontakt mit potenziellen Kunden, sowie eine Sensibilisierung für das Thema Ernährungsberatung. Darüber hinaus kann das Unternehmen auf eine sehr gute Infrastruktur zugreifen. Es herrscht eine exzellente Anbindung an den ÖPNV durch die Nähe zum Bonner Hauptbahnhof, welcher zu Fuß ca. 4 Minuten entfernt liegt (Google Ireland Ltd, 2023), sowie Parkmöglichkeiten durch die Münsterplatzgarage. Außerdem befinden sich im direkten Umfeld zwei Fitnessstudios, sowie mehrere Arztpraxen (Google Ireland Ltd, 2023) mit denen eine Kooperation angestrebt werden könnte. Ein Nachteil des Standortes, könnte die direkte Nähe zur Konkurrenz sein, welche in Abbildung 1 durch die roten Pfeile mit weißem Punkt gekennzeichnet wurde. Der Standort der Ernährungsberatung wurde durch den roten Pfeil mit rotem Punkt markiert.

1.2 Beschreibung des Unternehmenstyps

Das Hauptgeschäftsfeld am Standort Bonn ist die Ernährungsberatung. Diese wird in verschiedenen Formen, wie Individual- oder Gruppenberatungen, sowie Online-Beratungen für Einzelpersonen und Online-Vorträgen angeboten.

Daneben werden Zusatzeinnahmen durch den Vertrieb von eigenen Diätprodukten wie kalorienarme Getränkesirups, Teigmischungen für Backwaren, Geschmackspulver und ähnlichem erzielt, welche von der Unternehmensgruppe entwickelt wurden. Ein kleiner Shop ermöglicht Passanten direkt vor Ort Produkte einzukaufen, doch der Hauptvertrieb findet über den Onlineshop statt, welcher bereits durch die Unternehmensgruppe etabliert ist.

Zusätzliche Aufmerksamkeit wird außerdem durch das öffentliche Café mit gesunden Backwaren, Getränken und Snacks to go, aus den eigenen Diätprodukten generiert. Die Produkte sollen alle möglichst kalorienarm, frei von Zusatzstoffen und proteinreich sein, um aufzuzeigen, wie simpel und lecker eine gesunde Ernährung sein kann. Der Hauptzweck dieses Geschäftsfeldes ist jedoch die Erhöhung des Bekanntheitsgrades, sowie ein Erstkontakt mit potenziellen Kunden. Dies ist vor allem wichtig, da in Bonn bereits ein sehr hohes Angebot an Ernährungsberatungen existiert und das Unternehmen sich von seinen Konkurrenten abheben muss.

2 Phase der strategischen Zielplanung

2.1 Unternehmerische Vision / Mission / Grundwerte

Die Vision des Unternehmens ist eine gesunde und leckere Ernährung ohne Verzicht für jeden Menschen. Ihre Mission ist es, Menschen dies mit ihrem umfassenden Know-how und ihren hochwertigen Produkten zu ermöglichen. Dabei sind die wichtigsten Werte für das Unternehmen Qualität, sowohl in der Beratung als auch bei den Produkten. Alle Ernährungsberater sollen über umfangreiche wissenschaftliche Qualifikationen im Bereich Ernährung verfügen und auch für die Produkte sollen nur qualitativ hochwertige Zutaten nach den neuesten Erkenntnissen der Wissenschaft genutzt werden. Vertrauen, da die Kunden dem Unternehmen ihr wichtigstes Gut, ihre Gesundheit anvertrauen und dieses nicht missbraucht werden soll. Zugänglichkeit, da jeder, unabhängig von seinem Hintergrund oder seiner finanziellen Situation, die Möglichkeit haben sollte, Informationen über eine gesunde Ernährung zu erhalten und seine Lebenssituation zu verbessern. Deswegen werden auch verschiedene Produkte wie Online- oder Gruppenberatungen angeboten, um auch Personen mit geringeren finanziellen Mitteln eine Ernährungsberatung anzubieten. Auch der Kauf von den angebotenen Produkten ist optional, kann die Ernährung jedoch unterstützen.

2.2 Strategische Zielplanung

Ein finanzwirtschaftliches Unternehmensziel im ersten Geschäftsjahr ist das Erreichen des Break Even Points mit der Praxis für Ernährung, durch die Akquise von ausreichend Ernährungsberatungskunden.

Ein Marktstellungsziel ist außerdem die Gewinnung von 10 Kooperationspartnern im Bonner Umkreis im zweiten Geschäftsjahr. Mögliche Kooperationspartner können Fitnessstudios, Arztpraxen, Unternehmen oder auch Einzelhändler, die die Diätprodukte verkaufen, sein.

Innerhalb der ersten vier Geschäftsjahre soll außerdem ein zweites Café inklusive Shop im rechtsrheinischen Teil Bonns, in Beuel eröffnet werden. Auf diese Weise sollen noch mehr Menschen erreicht werden, welche auch die Dienste der Ernährungsberatung im Bonner Zentrum in Anspruch nehmen können.

Ein langfristiges Ziel des Unternehmens ist außerdem einen bedeutsamen gesellschaftlichen Wandel hin zu einer gesünderen Ernährung zu bewirken. Dazu sollen in den nächsten 10 Jahren Kooperationen mit Schulen und Universitäten aufgebaut und Aufklärungsund Bildungsprogramme entwickelt werden. Das Ziel ist an allen weiterführenden und Berufsschulen in Bonn, sowie der Universität Bonn jährlich mindestens zwei Informationsveranstaltungen für die Schüler abzuhalten und sie für das Thema zu sensibilisieren.

2.3 Branchenvergleich

Im Folgenden werden zwei Ernährungsberatungen aus Bonn für einen Branchenvergleich herangezogen. Dazu werden in Tabelle 1 die Vision, Mission und Grundwerte der Praxen dargestellt.

Tabelle 1: Vision, Mission und Werte zweier Konkurrenten

Unternehmen	Vision	Mission	Grundwerte
Ess-concept Praxis für Ernährungsbera- tung & Ernährungs- therapie In der Sürst 6, 53111 Bonn	Eine lebendige Praxis für Ernährungsbera- tung, in der sich Men- schen jeden Alters wohl fühlen.	Vermittlung von relevantem und alltagstauglichem Wis- sen in der individuellen Er- nährungsberatung und Er- nährungstherapie.	Wissenschaftlich- keit. Produktneutra- lität. Individualität.
Dr. oec. troph. Maike Groeneveld Praxis für Ernährungsbera- tung Kaiserstraße 99, 53113 Bonn	Transparenz und Wissen- schaftlichkeit bei der Ver- breitung von Ernährungs- informationen.	Menschen helfen den Blick auf das Wesentliche zu len- ken und Klarheit zwischen der Vielzahl an Lebensmit- telinformationen schaffen	Wissenschaftlich- keit. Produktneutra- lität. Genuss und Freude. Gelassen- heit.

Der Vergleich zeigt zum einen, dass die verglichenen Unternehmen ebenso wie unser Unternehmen einen sehr hohen Wert auf Wissenschaftlichkeit und Qualifikation legen. Ein deutlicher Unterschied ist jedoch die deutlich betonte Produktneutralität der Konkurrenz. Dies kann beim Endverbraucher einerseits Seriosität und Vertrauen schaffen, gleichzeitig können die Produkte auch positiv genutzt werden, um Kontakt mit den Kunden herzustellen und eine gewisse Markenbindung aufzubauen.

Darüber hinaus fokussieren sich die untersuchten Ernährungsberatungen sehr auf die individuelle Beratung und auf den Fortschritt jedes einzelnen, während unsere Vision und Mission darauf abzielt möglichst vielen Menschen einen gesunden Körper zu ermöglichen. Im Allgemeinen kann außerdem gesagt werden, dass viele der konkurrierenden Ernährungsberatungen keine klare Vision, Mission oder Werte formuliert haben.

3 Phase der strategischen Analyse und Prognose

3.1 Branchenstrukturanalyse

Im Folgenden werden die fünf Wettbewerbskräfte („five forces") nach Porter für die Ernährungspraxis analysiert. Jede Determinante wird nach einem Ampelsystem in gute (grün), neutrale (gelb) und schlechte Voraussetzungen (rot) eingeteilt.

3.1.1 Determinanten der Lieferantenmacht

Das Hauptgeschäft, die Ernährungsberatung ist nur wenig bis gar nicht von Lieferanten abhängig. Sobald die Praxis errichtet ist, werden keine Produkte für den Verkauf der Hauptdienstleistung, der Beratung mehr notwendig. Für die Geschäftszweige Vertrieb von Ernährungsprodukten und das Café werden jedoch zum einen die zu verkaufenden Produkte notwendig, wie auch Lebensmittel für das Café. Da die Verkaufsprodukte von der eigenen Unternehmensgruppe stammen, werden die Bedingungen im gemeinsamen Sinne beider Parteien festgelegt werden. In einer Großstadt kann durch die Vielzahl an Restaurants und Cafés auf eine bereits bestehende Lieferantenstruktur zugegriffen werden, sodass das Unternehmen viele Optionen vom Großhandel, bis hin zum nahegelegenen Einzelhandel für die Beschaffung von weiteren Lebensmitteln zur Verfügung stehen. Gleichzeitig erhält das Unternehmen durch das geringe Auftragsvolumen keinen zusätzlichen Vorteil bei Verhandlungen, sodass die Lieferantenmacht hier neutral zu sehen ist. Da dies jedoch nur ein Nebengeschäft der Praxis ist, wird die Bedeutung der Lieferantenmacht allgemein als grün eingestuft.

3.1.2 Determinanten der Bedrohung durch neue Anbieter

Die Reproduzierbarkeit der Dienstleistung Ernährungsberatung ist sehr hoch, da Ernährungsberater zum einen kein geschützter Begriff ist (Verband der Diätassistenten, 2023) und auch keine großen Zugangsvoraussetzungen bestehen, um eine Beratung anbieten zu können. Im Falle der Online-Beratung sind nicht einmal Räumlichkeiten notwendig, um die Dienstleistung anzubieten. Eine andere Situation besteht mit den Nebengeschäftszweigen wie den eigenen Produkten oder dem Café. Die Forschung und Entwicklung eigener Nahrungsmittel bedarf eines intensiven Zeit- und Kostenaufwands, welche eine starke Markteintrittsbarriere darstellt. Da das Café in erster Linie die eigenen Produkte vertreibt und thematisch die Ernährungsberatung ergänzt, wäre die Reproduzierbarkeit auch hier als gering einzustufen.

Allgemein kann die Bedrohung durch neue Anbieter als gelb eingestuft werden, da die Ernährungsberatung selbst leicht produzierbar ist, doch das übergreifende Konzept mit Café und den eigenen Produkten nur sehr eingeschränkt.

3.1.3 Determinanten der Abnehmerstärke

In der Stadt Bonn gibt es bereits mehrere Anbieter für Ernährungsberatung, sodass dem Kunden eine Vielzahl von Optionen zur Verfügung steht. Durch Onlinedienste können die potenziellen Abnehmer sich außerdem sehr schnell über die verfügbaren Dienstleistungen und Produkte informieren. Auch über das Thema Ernährung im Allgemeinen existiert eine unüberschaubare Menge an Informationen im Internet. Diese kann jedoch auch positiv für das Unternehmen genutzt werden, da die Kunden mit der Menge an Informationen überfordert sind und die Ernährungsberatung Abhilfe schafft.

Zudem lebten im Juni 2022 188.930 sozialversicherungspflichtig Beschäftigte in Bonn (Bundesstadt Bonn, 2023), sodass mit einer Vielzahl an potenziellen Kunden gerechnet werden kann. Insbesondere wenn berücksichtigt wird, dass 53,5 % der Bevölkerung in Deutschland von Übergewicht betroffen sind (Schienkiewitz, 2022).

Da das Unternehmen mithilfe seiner kombinierten Produkte und Dienstleistungen den Kunden auf verschiedenen Ebenen binden möchte, sollte ein hohes Maß an Kundenbindung möglich sein. Auch Kunden, die die Ernährungsberatung nicht weiter in Anspruch nehmen müssen, können weiterhin das Café besuchen oder die Produkte kaufen. Diese Bindung kann als Strategie gesehen werden, die Empfindlichkeit der Kunden auf Preisschwankungen zu reduzieren.

Insgesamt wird die Abnehmerstärke als eine gelbe Ampel eingestuft.

3.1.4 Determinanten der Substitutionsgefahr durch Ersatzprodukte

Beliebte Alternativen zu einer professionellen Ernährungsberatung stellen in erster Linie Fitnessstudios dar. Diese ziehen eine Vielzahl von Mitgliedern an und erfreuen sich einer stetig steigenden Mitgliederzahl (Zeppenfeld, 2023). In Bonn existiert außerdem eine Vielzahl von Fitnessstudios wobei einige Studios wie die Sportfabrik (Sportfabrik, 2023), Visiolife (Visolife, 2023) oder Fitness First (Fitness First, 2023) sogar das Thema Ernährung in ihr Konzept integriert haben. Auch Behandlungen wie Ultraschall oder EMS sind Alternativen zur Ernährungsberatung, sofern der Kunde lediglich einen Gewichtsverlust anstrebt, gesundheitliche Gesichtspunkte jedoch nebensächlich sind. Ähnliches gilt für Schönheitsoperationen, doch wegen des hohen Kostenfaktors, richtet sich dies jedoch an eine sehr eingeschränkte Zielgruppe, welche sich nur teilweise mit unserer deckt.

Zusammenfassend existieren verschiedene Ersatzprodukte, welche eine relevante Anzahl von Kunden bedienen und verschiedene Aspekte der Ernährungsberatung vollständig substituieren können. Somit wird diese Determinante als rot eingestuft.

3.1.5 Determinanten der Rivalität

In Bonn ist bereits eine Vielzahl von Ernährungsberatungen vorhanden, diese unterscheiden sich jedoch in einigen Punkten von unserem Konzept. Einige davon wurden bereits in Kapitel 2.3. herausgestellt. Zusätzlich kann noch betont werden, dass unsere Ernährungsberatung mit ihren zusätzlichen Geschäftsfeldern ein übergreifendes Konzept bietet, welches in dieser Form nicht im Bonner Raum vertreten ist. Außerdem handelt es sich bei den Konkurrenten größtenteils um Selbstständige ohne zusätzliche Mitarbeiter oder nur um kleine Zusammenschlüsse von wenigen Ernährungsberatern zu einer Praxis. Dies deutet auf nur beschränktes Wachstumspotenzial der vorhanden Ernährungsberater. Ein weiterer Faktor, der diese Einschätzung unterstützt, sind die fehlenden Kooperationen oder Marketingmaßnahmen, welche bei der Recherche nicht ersichtlich wurden.

Die steigenden Zahlen an Todesfällen und Krankheiten, die durch eine ungesunde Ernährung ausgelöst werden (Afshin et al., 2019) sprechen jedoch für einen generell steigenden Bedarf an Ernährungsberatungen. Gleichzeitig wächst der Markt für Sporternährung und Nahrungsergänzungsmitteln weltweit (Ahrens, 2023), sodass eine Integration dieses Geschäftszweigs in das Konzept der Ernährungsberatung sinnvoll sein kann.

Generell kann die Rivalität zwischen Ernährungsberatungen in Bonn derzeit als grün eingestuft werden, da die Großstadt über eine Vielzahl von potenziellen Kunden verfügt und die bereits vorhandenen Ernährungsberatungen eher auf Pull Marketing setzten.

3.2 SWOT-Analyse

3.2.1 Unternehmensanalyse

Zu den Stärken der geplanten Unternehmung kann zum einen die Unterstützung und hohe Liquidität durch eine international agierende Unternehmensgruppe gezählt werden, wodurch auf viel Knowhow und finanzielle Mittel zurückgegriffen werden kann. Auch die Sortimentsbreite und -tiefe stellt einen Vorteil dar, da negative Entwicklungen in einem Geschäftsfeld durch die anderen kompensiert werden können. Zudem ergänzen sich die Produkte ohne eine direkte Abhängigkeit voneinander, sodass verschiedene Kunden durch verschiedene Produkte oder Dienstleistungen akquiriert werden können ohne, dass der Erfolg des Hauptprodukts, der Ernährungsberatung von den anderen Feldern abhängt. Der unterstützende Verkauf der hauseigenen Diätprodukte kann die Wissenschaftlichkeit und Objektivität der Ernährungsberatung in Frage stellen, wenn bei den Kunden der Eindruck erweckt wird, dass es hauptsächlich um den Verkauf der eigenen Produkte und nicht die Gesundheit der Kunden geht. Ein weiterer Nachteil ist, dass die Geschäftszweige Café und Shop einen zusätzlichen Arbeits- und Personalbedarf hervorrufen, der zusätzlich zum Hauptgeschäft abgedeckt werden muss. Außerdem besteht die Gefahr, dass das Café-Konzept scheitert, wenn potenzielle Kunden sich trotz der separaten Beratungsräume in ihrer Anonymität bedroht fühlen.

3.2.2 Umweltanalyse

Das gestiegene Gesundheitsbewusstsein innerhalb der Gesellschaft (Gatterer, 2023) bietet insbesondere Gesundheitsanbietern eine Vielzahl von Chancen. So existiert, wie bereits in Kapitel 3.1.5. dargestellt, ein stetig wachsender Bedarf in den Branchen Ernährungsberatung und Nahrungsergänzungsmittel.

Gleichzeitig bedeutet das stetig wachsende Gesundheitsbewusstsein nicht automatisch einen Zustrom der Kunden in die Ernährungsberatung. Insbesondere die Fitnessbrache stellt eine hohe Gefahr dar sie, mit den 10,3 Millionen Mitgliedschaften im Dezember 2022 (Zeppenfeld, 2023), bereits eine hohe Zahl von Kunden bindet. Darüber hinaus eignet sich Fitnesstraining als gutes Substitutionsprodukt, um körperliche und gesundheitliche Ziele zu erreichen.

Auch die vielen Ernährungsberatungen in Bonn haben bereits eine gewisse Zahl an Kunden in Bonn für sich gewonnen, sodass diese Personen als potenzielle Kunden für unser

Unternehmen wegfallen. Gleichzeitig existiert noch eine hohe Zahl an potenziellen Kunden, die durch die zuvor beschriebene Pull-Strategie möglicherweise wenig, bis keine Kontakte mit dem Thema Ernährungsberatung hatten. Da bei diesen Kunden vermutlich noch keine aktive Beeinflussung oder Markenbindung durch Marketingmaßnahmen stattgefunden hat, bestehen für die Werbemaßnahmen unseres Unternehmens gute Voraussetzungen.

Eine weitere Gefahr sind die vielen Möglichkeiten sich durch Google oder andere Onlinedienste wie Instagram oder YouTube ausführliche Informationen über Ernährungsthemen zu verschaffen, sodass viele Menschen den Mehrwert der Ernährungsberatung nicht erkennen und sich selbstständig mit dem Thema auseinander setzten möchten.

Tabelle 2: Mögliche Strategien für die Ernährungsberatung auf Grundlage der SWOT-Analyse

	Chancen (Opportunities) • Wachsendes Gesundheitsbewusstsein • Wenig aktive Kundenakquise durch die Konkurrenz	Risiken (Threats) • Fitnessbranche • Informationsbeschaffung über Onlinedienste
Stärken (Strengths) • Breite und Tiefe des Sortiments • Hohe Liquidität • Verfügbare Knowhow	Eine Maßnahme könnte eine verstärkte Investition in Marketingmaßnahmen sein, um möglichst viele Neukunden zu gewinnen und das ungenutzte Marktpotenzial für sich zu nutzen. Über verschiedene Kommunikationswege das Gesundheitsbewusstsein der Kunden verstärken und für die Vorteile einer professionellen Ernährungsberatung sensibilisieren.	Die Fitnessbrachen nicht ausschließlich als Konkurrenten betrachten, sondern versuchen Partnerschaften mit Fitnessanbietern und Fitness Influencern einzugehen. In den Aufbau von Onlinemarketing investieren und potenzielle Kunden mit Ernährungsinformationen ausstatten, um die eigene Bekanntheit zu erhöhen und die Personen, die sich selbst informieren, zu Kunden machen zu können.
Schwächen (Weaknesses) • Hoher Personalbedarf • Imageprobleme durch Verkauf hauseigener Produkte	Investitionen in die Aus- und Weiterbildung von Gesundheitsfachkräften ermöglichen, um ein attraktiver Arbeitgeber in dieser wachsenden Branche zu sein. Die aktive Kundenakquise mit imagefördernden Werbemaßnahmen kombinieren, um die Schwäche auszubessern und gleichzeitig von der Chance zu profitieren.	Die schlechten Arbeitsbedingungen und Mitarbeiterunzufriedenheit in der Fitnessbranche nutzen, um Mitarbeiter aus dieser Branche anzuwerben und ihnen attraktive Arbeitsplätze anbieten. Kooperationen mit Influencern aus der Fitnessbranche eingehen, welche unabhängig von den Produkten für die Ernährungsberatung werben.

3.3 Zielplanung

Die durchgeführten Analysen machten einige Schwächen und Risiken deutlich, die in der vorherigen Planung des Unternehmenstyps, sowie der strategischen Zielplanung vernachlässigt wurden. So wurde deutlich, dass insbesondere Social Media als integrativer Bestandteil des Geschäfts geplant und zielführend eingesetzt werden sollte. Auch wurde die Fitnessbranche zwar als relevanter Einflussfaktor gesehen, indem Kooperationen geplant wurden, doch die Tragweite und Einflussgröße dieser Branche durch wurde erst im Rahmen der Analyse deutlich. Vor allem die Rolle als Substitutionsmöglichkeit zu der eigenen Dienstleistung sollte nicht unterschätzt werden. Darüber hinaus bietet sich der Geschäftszweig der eigenen Ernährungsprodukte ergänzend zwar gut an, es sollte jedoch herausgestellt werden, dass dies zusätzlich eine völlig andere Branche als die Ernährungsberatung bedient, auf der eine völlig andere Konkurrenzsituation herrscht. Dies sollte als eigenständiger Unternehmensbereich der übergreifenden Unternehmensgruppe herausgestellt werden und nur in eingeschränktem Rahmen der strategische Zielplanung der Ernährungsberatung bearbeitet werden.

4 Phase der Strategieformulierung

4.1 Strategieformulierung

Da die Ernährungsberatung neu auf dem Markt ist, muss der erste Schritt in der Strategieplanung das Wachstum des Unternehmens sein. Auf Unternehmensebene wird also eine Wachstumsstrategie verfolgt. Dabei gilt es die Stärken, wie die Möglichkeit zur Marktdurchdringung durch die finanziellen Vorteile und das Knowhow zu nutzen und die Schwächen wie in der SWOT-Matrix beschrieben zu vermeiden. Auf der Geschäftsbereichsebene wählt das Unternehmen für sich die Differenzierungsstrategie. Einerseits da das Unternehmen die Merkmale, wie die eigenen Produkte oder das Café als Alleinstellungsmerkmal nutzen kann und gleichzeitig das vorhandene Kapital und Knowhow in ein unterstützendes Marketing investieren kann, um potenzielle Kunden von der Qualität zu überzeugen. Gleichzeit wäre eine Kostenführerschaft durch die Subvention von Ernährungsberatungen der Konkurrenz durch Krankenkassen nur schwer möglich. Der gleichzeitige Verkauf von eigenen Produkten erschwert außerdem eine Zertifizierung und Subvention der eigenen Dienstleistungen, sollte jedoch auf Dauer nach Möglichkeit angestrebt werden.

4.2 Blue Ocean-Strategie

Da Bonn über die Universität Bonn über 33.192 Studierende (Stand 01.12.2022) (Rheinische Friedrich-Wilhelms-Universität Bonn, 2023) verfügt, wäre eine mögliche Blue Ocean Strategie die Ernährungsberatung für Studenten und junge Erwachsene. Dies ist eine vernachlässigte Zielgruppe, da Ernährungsberatung sich häufig an Personen mit deutlichen Beschwerden und Krankheiten richtet, welche in diesem Alter für gewöhnlich nicht auftreten. Gleichzeitig wird bereits in diesem Alter der Grundstein für eine langfristige gesunde Ernährung und Gesundheit bis ins Alter gelegt. Zusätzlich wird diese Zielgruppe durch das Internet mit einer Vielzahl von Ernährungsinformationen überschwemmt, welche die Orientierung deutlich erschweren kann. Dabei könnte das Unternehmen kostengünstigere Ernährungsberatungen oder Seminare anbieten, die sich an Studenten und junge Berufstätige richten. Dabei könnte der Fokus auf erschwinglichen, einfach zuzubereitenden und dennoch gesunden Mahlzeiten liegen.

5 Personalmanagement

5.1 Führungsverhalten

Da das Unternehmen durch den erhöhten Personalbedarf die Investition in Aus- und Weiterbildung zu einer Strategie gemacht hat, ist Mitarbeiterzufriedenheit ein wichtiger Faktor. Einerseits will das Unternehmen gut ausgebildete Berater, gleichzeitig will es auch ermöglichen, dass die Mitarbeiter sich weiterentwickeln können und so seine Attraktivität als Arbeitgeber steigern. Angesichts des sich verschärfenden Fachkräftemangels (Bundesministerium für Wirtschaft und Klimaschutz, 2023), ist die Bindung der Mitarbeiter auch ein äußerst wichtiger Faktor für langfristigen Erfolg.

Um die Mitarbeiter also zu entwickeln und zu fördern, soll eine Führungskraft mit einem coachenden Stil für das Unternehmen gefunden werden. Dabei sollte sichergestellt werden, dass diese Person ein gefestigtes Selbstbewusstsein hat, offen seine Meinung vertritt und die Meinung des Gegenübers respektiert. Diese Person sollte außerdem das Ziel haben Mitarbeiter zu fördern und über Empathie, sowie die Fähigkeit zur Selbstreflektion verfügen.

5.2 Recruiting

Um eine Führungskraft zu finden, die den gesuchten Anforderungen entspricht, sollten folgenden Schritte befolgt werden. Zu Beginn sollte ein klares Aufgaben- und Anforderungsprofil erstellt werden, an dem sich während des Recruiting Prozesses orientiert werden kann. Dieses Profil sollte daraufhin eingesetzt werden, um bei der Sichtung der Bewerbungsunterlagen eine Vorauswahl zu treffen, bei der vor allem die fachliche Eignung des Bewerbers geprüft wird. Eventuelle Rückfragen zum Lebenslauf, sowie eine Überprüfung der Kernkompetenzen könnten während eines Telefoninterviewes stattfinden. Sobald die fachliche Eignung, sowie die Kernkompetenzen festgestellt wurden, sollte sich auf die persönliche Eignung des Bewerbers fokussiert werden. Ein persönliches Gespräch bildet die Grundlage für die Einschätzung. Dabei sollte versucht werden seine Motive und Werte zu ermitteln und insbesondere das Potenzial des Bewerbers festgestellt werden. Um dabei eine möglichst hohe Validität zu gewährleisten, wird nach Scholz (2014, S.170) ein strukturiertes Einstellungsgespräch gewählt. Zu diesem Zweck sollten Fragen vorformuliert werden, die eine Einschätzung des Verhaltens in bestimmten Situationen ermöglichen und tieferliegende Beweggründe offenlegen.

Die Bewerber, die das Einstellungsgespräch erfolgreich absolvieren, werden im finalen Schritt zu einem Assessment Center eingeladen, bei dem in verschiedenen Beurteilungssituationen das Verhalten der Teilnehmer evaluiert wird. Einen zentralen Bestandteil stellt hierbei die führerlose Gruppendiskussion dar, durch welche insbesondere das Selbstvertrauen, die Team- und Kommunikationsfähigkeit, sowie die Durchsetzungsfähigkeit beobachtet werden soll. Das Thema der Gruppendiskussion könnte zusätzlich die Meinung zu verschiedenen Führungsstilen sein und welcher Führungsstil nach Ansicht der Bewerber am besten für sie selbst und für die Mitarbeiterführung geeignet ist. So kann auch anhand der inhaltlichen Aussagen eine Einschätzung über das Führungsverhalten der Bewerber getroffen werden.

Um auch den gesuchten Aspekt der Selbstreflektion tiefergehend zu untersuchen, wird im Nachgang an die Gruppendiskussion ein persönliches Gespräch mit den einzelnen Bewerbern geführt, in dem diese ihr Verhalten reflektieren sollen.

6 Literaturverzeichnis

Ahrens, S. (2023). *Marktwert von Sporternährung und Nahrungsergänzungsmitteln weltweit in den Jahren 2018 bis 2026.* Zugriff am 24.10.2023. Verfügbar unter https://de.statista.com/statistik/daten/studie/1333034/umfrage/nahrungsergaenzungs-mittel-weltweiter-marktwert-sporternaehrung/

Afshin, A. et al. (2019). *Health effects of dietary risks in 195 countries, 1990-2017: a systematic analysis for the Global Burden of Disease Study 2017.* In: Lancet (London, England) 393 (10184), S. 1958–1972.

Bundesstadt Bonn (2023). *Bonn in Zahlen.* Zugriff am 20.10.2023. Verfügbar unter https://www.bonn.de/service-bieten/aktuelles-zahlen-fakten/bonn-in-zahlen.php

Bundesministerium für Wirtschaft und Klimaschutz (2023). *Fachkräfte für Deutschland.* Zugriff am 24.10.2023. Verfügbar unter https://www.bmwk.de/Redaktion/DE/Dossier/fachkraeftesicherung.html

Ess-concept (2018). *Startseite ess-concept.* Zugriff am 20.10.2023. Verfügbar unter https://ess-concept.de/

Fitness First Germany GmbH (2020). *Individuellen Trainingsplan erstellen.* Zugriff am 20.10.2023. Verfügbar unter https://www.fitnessfirst.de/ernaehrung/ernaehrungsplaene

Gatterer, H. (2023). *Zukunftsinstitut GmbH: Megatrend Gesundheit.* Zugriff am 24.10.2023. Verfügbar unter https://www.zukunftsinstitut.de/dossier/megatrend-gesundheit/

Google Ireland Limited (2023). *Allgemeinmediziner Bonn Innenstadt.* Zugriff am 20.10.2023. Verfügbar unter https://www.google.de/maps/search/allgemeinmediziner/@50.7338265,7.0970633,17z/data=!3m1!4b1?entry=ttu

Google Ireland Limited (2023). *Fitnessstudios Bonn Innenstadt.* Zugriff am 20.10.2023. Verfügbar unter https://www.google.de/maps/search/fitnessstudio/@50.7341593,7.0974603,17z?entry=ttu

Groeneveld, M. (2023). *Startseite Dr. oec. troph. Maike Groeneveld.* Zugriff am 20.10.2023. Verfügbar unter https://www.maike-groeneveld.de/

Rheinische Friedrich-Wilhelms-Universität Bonn (2023). *Unsere Uni in Zahlen und Fakten.* Zugriff am 20.10.2023. https://www.uni-bonn.de/de/universitaet/ueber-die-uni/zahlen-und-fakten

Schienkiewitz A, Kuhnert R, Blume M, Mensink GBM (2022) *Übergewicht und Adipositas bei Erwachsenen in Deutschland.* J Health Monit 7(3): 23–31.

Scholz, C. (2014). *Grundzüge des Personalmanagements* (2. Aufl.). München: Vahlen.

Sport- und Freizeitzentrum GmbH (2023). *Startseite Sportfabrik.* Zugriff am 20.10.2023. Verfügbar unter https://www.sportfabrik.de/

Verband der Diätassistenten (2023). *Wodurch unterscheiden sich Diätassistenten von Ernährungsberatern?* Zugriff am 20.10.2023. Verfügbar unter https://www.vdd.de/diaetassistenten/informationen-verbraucher-patienten/#:~:text=Ern%C3%A4hrungsberater%20oder%20Ern%C3%A4hrungsfachkraft%20sind%20keine,echte%E2%80%9C%20Ern%C3%A4hrungsfachkr%C3%A4fte%20wie%20Di%C3%A4tassistenten%20sein

Visiolife Group GmbH (2023). *Visiolife Preise & Tarife.* Zugriff am 20.10.2023. Verfügbar unter https://www.visio-life.de/visiolife-tarife

Zeppenfeld, B. (2023). *Fitnessanbieter mit den höchsten Mitgliederzahlen in Deutschland.* Zugriff am 20.10.2023. Verfügbar unter https://de.statista.com/statistik/daten/studie/154495/umfrage/fitnessketten-in-deutschland/

7 Abbildungs- und Tabellenverzeichnis

7.1 Abbildungsverzeichnis

Abbildung 1: Karte des Standortes der Ernährungsberatung und der Konkurrenz im Maßstab 1:10.000....4

7.2 Tabellenverzeichnis

Tabelle 1: Vision, Mission und Werte zweier Konkurrenten 7
Tabelle 2: Mögliche Strategien für die Ernährungsberatung auf Grundlage der SWOT-Analyse 12

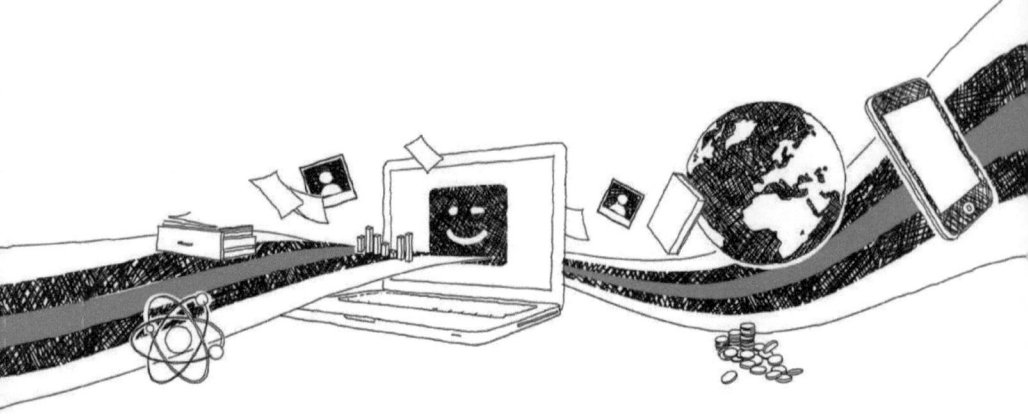
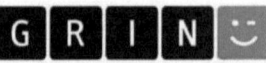